LACTANCIA MATERNA:

EL MEJOR COMIENZO PARA LA VIDA

PROYECTO DE INTERVENCIÓN ENFERMERA

María Mercedes Murillo Vázquez

Trabajo fin de Grado en Enfermería, 2013

Edita: Molina Moreno Editores molina.moreno.editores@gmail.com
Diseño de portada: Molina Moreno Editores
ISBN-10: 1533157863
ISBN-13: 978-1533157867
LACTANCIA MATERNA – *EL MEJOR COMIENZO PARA LA VIDA*
Autora de la obra: María Mercedes Murillo Vázquez
Editor: Diego Molina Ruiz
Primera Edición – 06/05/2016
Serie: Mi Trabajo Fin de Grado - Libro 1.

RESUMEN

La base de una alimentación sana y equilibrada tiene su fundamento en la lactancia materna. El amamantamiento es un arte innato en los seres humanos que, sin embargo, no está exento de unos conocimientos y actitudes que lo faciliten. Actualmente, estamos viviendo en una sociedad que se inclina hacia la lactancia artificial, por la falta de asesoramiento e información de los equipos de salud y por la pérdida de tradición generacional en la práctica de lactar. La lactancia materna es un bien preciado que debemos recuperar por el bienestar de nuestra sociedad presente y futura. Aun respetando la decisión de la mujer sobre la forma de alimentar a su hijo, las bajas tasas de prevalencia de lactancia materna deben ser consideradas como un problema de salud pública, y la balanza debe inclinarse a su recuperación progresiva. Por tanto, la promoción de este hábito es algo más que una moda o una tendencia: es un factor indiscutible de salud materno-infantil. Para una adecuada gestión de cuidados y promoción de la lactancia materna, es indispensable la participación de la madre y del padre desde el momento del nacimiento, las redes de apoyo y el entorno familiar, junto al equipo de salud.

Abstract
The foundation of a healthy and balanced diet is based on breastfeeding. Breastfeeding is an art innate in human beings, but not without knowledge and attitudes that facilitate this. Currently we are living in a society that leans towards artificial feeding, for lack of advice and information from health teams and the loss of generational tradition in the practice of breastfeed. Breastfeeding is a prized asset that we recover for the sake of our present and future society. While respecting the woman's decision on how to feed your child, low prevalence rates of breastfeeding should be considered a public health problem and the balance must incline gradual recovery. Therefore, the promotion of this habit is more than a fad or a trend is undeniable factor maternal and child health. For adequate care management and promotion of breastfeeding is essential to involve the mother and the father at birth, the support networks and family environment, together with the health care team.

ÍNDICE

1. INTRODUCCIÓN

Desde hace algunas décadas, existe un interés especial por la salud de los niños y los factores que la alteran. La lactancia materna es un indicador muy importante que refleja el nivel de bienestar del binomio madre - hijo. Según estimaciones de la Organización Mundial de la Salud (OMS), podrían salvarse en el mundo más de un millón de vidas infantiles al año si todas las madres alimentaran exclusivamente con leche materna a sus hijos durante los primeros 6 meses de vida[1].

La lactancia materna es un fenómeno biocultural, fusión de instinto y cultura. Pero es el aspecto cultural el que le confiere una especial vulnerabilidad: avances científicos, cambios sociológicos, desinterés de sanitarios y presiones comerciales han estado a punto de hacerla desaparecer en el último siglo.

Hasta fines del siglo XIX poco se sabía de la composición de la leche y de sus diferencias con las de otros mamíferos. Se conocen desde la antigüedad recipientes en forma de biberón que hablan de los intentos de alimentación de niños con leche de animales, pero no es hasta finales de 1800 en que el progreso de las ciencias, de la química en concreto, hizo que se empezasen a realizar modificaciones aceptables de la leche de vaca. Hasta entonces, la mortalidad de niños alimentados con leche distinta a la de mujer era altísima, superior al 90% en el primer año de vida[2].

Entre los cambios sociológicos ocurridos en la era moderna de la sociedad industrial, a lo largo de los siglos XIX y XX, tiene lugar la incorporación de la mujer al trabajo asalariado, que hace ver el amamantamiento como un problema. En este período abundaba el amamantamiento por nodrizas, a veces porque fallecía la madre y otras por moda o comodidad de las familias pudientes. En el siglo XX, coincidiendo con el desarrollo de fórmulas adaptadas, la tendencia se inclinó hacia la lactancia artificial[2]. Esto, junto a un cierto espíritu de modernidad y una creencia ciega en los avances científicos - técnicos, hace que el pensamiento dominante sea que lo artificial es mejor que lo natural.

Aun respetando la decisión de la mujer sobre la forma de alimentar a su hijo, las bajas tasas de prevalencia de lactancia materna deben ser consideradas como un problema de salud pública, y la balanza debe inclinarse a su recuperación progresiva. Por tanto, la promoción de este hábito es algo más que una moda o una tendencia: es un factor indiscutible de salud materno-infantil. Para una adecuada gestión de cuidados y promoción de la lactancia materna, es indispensable la participación de la madre y del padre desde el momento del nacimiento, las redes de apoyo y el entorno familiar, junto al equipo de salud.

Por otro lado, en algunas instituciones de salud se habían desarrollado rutinas y prácticas que fueron perjudiciales para este procedimiento natural: trasladar los partos de los domicilios a los hospitales hizo posible un descenso espectacular de la mortalidad materna y neonatal, pero como consecuencia, las mujeres perdieron su protagonismo y la capacidad de opinar o decidir. Los profesionales sanitarios crearon normas sobre la asistencia a los recién nacidos y la lactancia[3]. Buscando lo mejor para sus pacientes, decidieron que los recién nacidos estarían mejor atendidos por enfermeras con formación que por sus madres. También dieron por hecho que las madres se recuperarían mejor apartadas de sus hijos. Esta separación trajo asociado el retraso en la subida de la leche, que se solucionó con la administración de soluciones glucosadas y biberones de leche artificial de forma sistemática. Se fijaron horarios rígidos de alimentación y se alertó a las madres sobre los efectos negativos de tomar a los niños en brazos o darles de mamar cuando lloraban fuera del horario. La medicalización del parto y de la asistencia al recién nacido provocó que las madres perdieran las habilidades de crianza que tradicionalmente recibían en su entorno familiar. La antigua cultura de lactancia fue sustituida por unos protocolos estrictos que se apoyaban sólo en una base empírica, sin controles previos ni posteriores.

A la vista de esta situación, a mediados del siglo XX, se despertó una importante alarma sanitaria, encabezada por organismos internacionales como la OMS. A partir de este momento y tras varias investigaciones, que se recogen en un par de volúmenes publicados por la OMS en el año 1981[4] *"Modalidades de la lactancia natural en la actualidad"* y 1985[5]*"Cantidad y calidad de la leche materna"*, se inicia el pistoletazo de salida a una multitud de estudios que sobre el fenómeno de la lactancia materna se han publicado en las últimas décadas y se siguen publicando actualmente. Esta gran cantidad de estudios ponen de manifiesto la situación epidemiológica de la lactancia materna y evidencian los innumerables riesgos que presenta su abandono precoz. Además, muestran la eficacia de las políticas de promoción de la lactancia materna que se están instaurando por una motivación evidentemente de salud, ya que las ventajas que ofrece la lactancia materna no afectan únicamente al recién nacido sino también a su madre y no son sólo a corto plazo sino también a medio y largo plazo.

La promoción de la lactancia materna es, por tanto, una de las mejores apuestas de la salud pública. Tiene un enorme efecto sobre la reducción de la morbilidad y mortalidad infantil y también posee una elevada sensibilidad al cambio como resultado de intervenciones en el campo de la salud pública.

2. JUSTIFICACIÓN

Promocionar la lactancia materna es parte de las acciones en salud pública a nivel mundial, ya que su práctica promueve la salud y el bienestar del binomio madre - hijo, por tanto, las iniciativas que se implementan para promoverla, protegerla y apoyarla resulta de gran importancia. Sin embargo, a pesar del importante número de iniciativas que se han venido desarrollado, su prevalencia es aún reducida: el abandono es máximo durante el primer mes de vida[6]. La lactancia materna podría salvar a 95 bebés cada hora, 830.000 cada año, según un estudio de la ONG *Save the Children*[7]. En 2011 murieron casi siete millones de niños menores de cinco años, muchos por malnutrición o por enfermedades que la leche materna ayuda a prevenir.

Ante esta situación y tras numerosas investigaciones y estudios, se han dado a conocer los factores que están asociados al abandono de la lactancia materna. Entre ellos se encuentran: el regreso al trabajo, baja producción de leche, miedo a perder la figura, barreras hospitalarias y no tener apoyo familiar[8]. Otros estudios lo han asociado a madre estudiante, bajo nivel de escolaridad, primiparidad y madres fumadoras[6].

Por otro lado, las expectativas de las madres acerca de la lactancia materna no se corresponden con la realidad[6]. La lactancia les resulta impredecible y no tiene nada que ver con lo que se imaginaban, algo fácil y natural. Puede que esta percepción que tienen las madres esté motivada por la propia promoción que se hace de la lactancia desde los distintos ámbitos y en los que se insiste en las ventajas de la lactancia materna, pero no se abordan con la misma intensidad las posibles dificultades, su duración y la forma de enfrentarse a ellas. Este hecho puede ocasionar que las madres, al encontrarse con dificultades, se sientan inseguras e incapaces de iniciar y mantener la lactancia materna. Las mujeres con baja auto-eficacia tienen un riesgo tres veces mayor de dejar de amamantar a sus hijos[6].

En el ámbito sanitario, los profesionales de la salud juegan un papel esencial en la formación de las mujeres. Hay estudios que demuestran que su apoyo es un elemento significativo que puede contribuir a buenos resultados en el inicio de la lactancia materna. Sin embargo, su actuación no puede consistir sólo en una transmisión de información. Las madres buscan en los profesionales tanto un apoyo práctico como un apoyo emocional[6]. Con el apoyo práctico me refiero a que necesitan información acerca del proceso normal de la lactancia materna, de cómo resolver los problemas, a conocer que las dificultades más grandes son transitorias. Con el apoyo emocional buscan empatía y aceptación, es decir, que los profesionales de la salud no les juzguen y sean pacientes, alentadores y accesibles, y les ofrezcan información individualizada y unos cuidados que estén personalizados.

Por todo lo anteriormente expuesto, y ante la necesidad de aumentar la práctica de lactancia materna en nuestro país, he decidido elaborar este trabajo. El objetivo que me planteo al realizarlo es conocer la prevalencia de lactancia materna y estudiar en un grupo de madres si guarda relación la educación sanitaria recibida en el periodo prenatal y postnatal con el mantenimiento de la lactancia materna. El interés para su realización surge por la importancia que, como enfermera, reconozco al tema de la lactancia materna, como iniciativa promotora de la salud a nivel individual, familiar y social, y por el interés en indagar acerca de un aspecto que hasta la fecha no ha obtenido los resultados esperados.

En nuestro país, las mujeres cuentan con la información que reciben durante el embarazo, pero pocas son las que reciben información y apoyo en el período postnatal. Existen centros de salud y asociaciones donde se apoya la lactancia materna y donde se realizan sesiones educativas en el periodo postnatal, pero aún no se imparten en todas las comunidades y la información no lleva a todas las mujeres. (ANEXO I)

En lo referente a la búsqueda de información, como estrategias de búsqueda he utilizado los buscadores más comunes que ofrece la web, como *Google*, *Scholar google* (google académico: buscador que te ayuda a encontrar el material más relevante dentro del mundo de la investigación académica, como estudios revisados por especialistas, tesis, libros, resúmenes y artículos de fuentes como editoriales académicas, universidades, sociedades profesionales,....) y *Scirus*, que es un completísimo motor de búsqueda de información científica en internet y gestionado por la Editorial Elsevier, es capaz de encontrar artículos revisados que son a menudo invisibles al resto de motores de búsqueda. Las variables que introduje en la búsqueda fueron: evolución histórica lactancia materna, lactancia y promoción, lactancia y beneficios, lactancia materna y prevalencia. Las bases de datos consultadas fueron:

- *Dialnet*, con más de un millón de usuarios, 8528 revistas, 3.794.742 documentos, nació en 2009 en la Universidad de La Rioja. Los contenidos incluyen diversos tipos de documentos, ya que el proyecto integra fundamentalmente revistas pero también artículos de monografías colectivas, tesis doctorales, libros, etc. En Dialnet colaboran activamente más de 75 instituciones entre universidades y bibliotecas públicas o especializadas. Disponible en: http://dialnet.unirioja.es/.

- *Medline/Pubmed*, base de datos de la National Library of Medicine, contiene unas 3.900 revistas de 70 países y más de 27 idiomas, sobre biomedicina, enfermería, odontología psicología o ciencias sociales. Sobre lactancia materna he obtenido más de 200 resultados. Disponible en: http://www.nlm.nih.gov/medlineplus/spanish/.
- *Scielo*, Scielo España es una biblioteca virtual formada por una colección de revistas científicas españolas de ciencias de la salud, seleccionadas de acuerdo a unos criterios de calidad preestablecidas. Disponible en: http://www.scielo.org/php/index.php?lang=es.

- *Cochrane Library*, la colaboración Cochrane es una iniciativa científica internacional destinada a producir, mantener y divulgar revisiones sistemáticas de las evidencias sobre la prevención, el tratamiento o el control de los problemas sanitarios. La biblioteca Cochrane esta accesible en español en la URL: http://www.updatw-software.com/clibplus/clipsplus.htm.
- *IBECS*, índice bibliográfico español en ciencias de la salud. Es una biblioteca virtual en salud en la cual he obtenido más de 1400 resultados.

Con los resultados obtenidos, se revisaron más de 10 guías de práctica clínica, entre 10-15 monografías y entre 20 -30 artículos sobre lactancia materna y publicaciones de los últimos años dedicados a la prevalencia, a la promoción y al fomento de la lactancia materna. La búsqueda bibliográfica se realizó entre los años 2009 y 2012.

3. ASPECTOS TEÓRICOS

3.1 EVOLUCIÓN HISTÓRICA DE LA LACTANCIA MATERNA

La historia de la lactancia materna es tan antigua como la historia de la humanidad. La leche humana ha sido y es un importante medio de supervivencia para el ser humano. Esta conducta ha estado unida a la situación social y cultural de la mujer y ha pasado por distintos sucesos históricos.

3.1.1 Origen y evolución de la lactancia materna hasta el siglo XX.

En un recuento histórico sobre la alimentación del lactante, *Fomon*[9] cita documentos del siglo II a.C. donde se menciona la lactancia materna. En el antiguo Egipto y en Babilonia, el destete se realizaba aproximadamente a los 3 años de edad. Está bien documentado el uso de las nodrizas a partir de los siglos III o IV a.C. en Babilonia[2]. Se conocía entonces sobre la importancia de alimentar al recién nacido con leche humana, incluso cuando no fuera de su propia madre, era esta la tarea de las nodrizas, unas veces porque fallecía la madre y otras por moda o comodidad de las familias pudientes. Sin embargo, el uso de las nodrizas decayó con el aumento de la morbilidad y mortalidad infantil y la transmisión de enfermedades tanto infecciosas como psicológicas. Esta influencia continuó tras los años, y más abundantemente durante el siglo XIX y el siglo XX. Pero como consecuencia de la Revolución Industrial y el desarrollo de la industria química y farmacéutica, comienza a comercializarse fórmulas adaptadas, relegando a un segundo plano a la lactancia natural. La incorporación de la mujer al trabajo remunerado fortalece aún más esta nueva tendencia de alimentación infantil.

Tradicionalmente, el instinto y la experiencia maternos formaban la base de lo que se consideraba como el cuidado adecuado de los recién nacidos. Las técnicas concretas que las mujeres empleaban con sus bebés eran transmitidas y enseñadas de madres a hijas o entre otras mujeres en la misma situación (amigas, vecinas, etc.). Sin embargo, a medida que la ciencia fue ganando prominencia en la sociedad industrial, el papel protagonista se fue desplazando hacia el ámbito médico. Durante décadas, se les ha dicho a las mujeres que necesitaban seguir los consejos de los expertos médicos y científicos. Más que aprender activamente por ellas mismas, las mujeres pasaron a depender de las instrucciones de las autoridades científicas y médicas. Frente al aprendizaje instintivo y experiencial de la maternidad tradicional, el modelo ideal pasa a ser el de la "maternidad científica".

Así, tras la Segunda Guerra Mundial (1939-1945), coincidiendo con el desarrollo de las fórmulas adaptadas, la lactancia materna fue abandonándose progresivamente alcanzando en Estados Unidos durante la década de los 60 cifras prácticamente indetectables[10].

La publicidad de las marcas comerciales y prácticas de marketing agresivas, como la distribución gratuita o a bajo coste de muestras de producto en el ámbito hospitalario o el patrocinio de eventos profesionales con intereses económicos industriales, han contribuido al desplazamiento de la lactancia materna en pro de la lactancia artificial, y a la construcción de una nueva imagen social de la maternidad asociada al biberón. La consecuencia de todo ello ha sido la asunción de prácticas erróneas y la consideración, en su momento, de los sucedáneos de la leche materna como una alternativa de alimentación adecuada e incluso superior a ésta. Esta moda se trasladó desde Estados Unidos a Europa Occidental y posteriormente a Europa Oriental. Con un desfase aproximado de quince o veinte años se exportó a los países menos desarrollados. Dentro de cada país fueron las clases económicamente más pudientes las que en primera instancia adaptaron la nueva moda alimenticia y posteriormente las clases inferiores las imitaron. Existe por tanto un doble desfase: entre países ricos y pobres y dentro de un mismo país entre clases superiores e inferiores. Y va a ser precisamente en los países más pobres y en las clases más deprimidas donde las consecuencias del abandono indiscriminado de la lactancia materna no se van a dejar esperar. En estos países rápidamente aumentó la morbimortalidad infantil y los bebés enfermaban y fallecían masivamente como consecuencia fundamentalmente de procesos infecciosos y de trastornos hidroelectrolíticos[10].

A la vista de esta situación, se despertó una importante alarma sanitaria encabezada por organismos internacionales como la OMS y UNICEF. Rápidamente se puso de manifiesto la indudable asociación entre la pérdida de salud y el abandono indiscriminado de la lactancia materna, y, a finales de los años 70, en los países más desarrollados, se comenzaron a realizar importantes campañas de promoción, que consiguieron destacados incrementos de su prevalencia. Todos estos factores, que contribuyeron al abandono generalizado de la lactancia materna, continúan dificultando hoy su recuperación. Y así, a pesar de los esfuerzos que se están llevando a cabo desde distintos organismos, la mayoría de las mujeres interrumpen la lactancia antes de lo recomendado y, lo que es más preocupante, antes de lo que ellas mismas desean.

3.1.2 Iniciativas institucionales para la protección y promoción de la lactancia materna.

Hasta 1919, año de la creación de la Organización Internacional del Trabajo (OIT), no se produce una iniciativa a nivel internacional de defensa de la maternidad en el entorno laboral[11]. De esta fecha data el *Convenio sobre la Protección de la Maternidad*, en el que se reconoce la necesidad de promover derechos laborales a la mujer, que permitan compatibilizar sus roles productivo y reproductivo. Concretamente, este convenio promueve la existencia de un período de baja remunerada por maternidad, así como una serie de pausas para las madres lactantes tras su reincorporación al trabajo. Asimismo, se prohíbe el despido durante el tiempo que dure la baja por maternidad. La existencia de estas medidas de protección ha contribuido a mejorar las condiciones en las que las mujeres trabajadoras hacen frente a la maternidad. Pero, a pesar de las medidas legales contra la discriminación laboral por razones de género, la realidad es que las mujeres acceden al empleo en mucha menor medida que los hombres y, cuando lo hacen, ocupan puestos con peores condiciones laborales. Buena parte del empleo femenino se sitúa en la periferia del mercado de trabajo (empleo informal, temporal y a tiempo parcial) donde la protección de la legislación laboral no llega, o lo hace de manera muy parcial. Todo ello contribuye al retraso del proceso de la maternidad por un lado, y a una elección del tipo de crianza mediatizada por la actividad laboral visible y productiva. En la tabla 1 se recogen los convenios y recomendaciones de la OIT relativas a la protección de la maternidad.

Fecha	Código	Titulo
1919	C3	Convenio sobre la protección de la maternidad
1952	C103	Convenio sobre la protección de la maternidad (revisado)
1952	R95	Recomendación sobre la protección de la maternidad
1965	R123	Recomendación sobre el empleo de mujeres con responsabilidades familiares
1981	C156	Convenio sobre trabajadores con responsabilidades familiares
2000	C183	Convenio sobre la protección de la maternidad (revisado)
2000	R91	Recomendación sobre la protección de la maternidad

Tabla1: Convenios y recomendaciones de la OIT relativas a la protección de la maternidad[11]

La promoción de la lactancia materna ha tenido tal importancia en el logro del bienestar de la madre y el hijo, que de manera paulatina se ha hecho conciencia de la importancia de abordar el tema como un asunto de política saludable. Tanto la OMS como UNICEF han asumido el liderazgo en la protección y promoción de la lactancia materna en el mundo.

A continuación, se resaltan los lineamientos de política más importantes llevados a cabo a nivel mundial, los cuales generan impactos positivos a nivel familiar y de la sociedad en general:
-   En 1974, se llevó a cabo la 27ª Asamblea Mundial de la Salud en la que se notificó el descenso significativo de las prácticas de lactancia natural en la mayor parte del mundo[11]. Este descenso se relacionó con distintos factores socioculturales, así como con la forma de promocionar los sustitutos de la leche materna por parte de la industria.
-   En 1978, la 31ª Asamblea Mundial de la Salud identifica la prevención de la malnutrición infantil como una prioridad de salud pública y la lactancia materna como una importante vía para conseguir dicho objetivo.

- En 1979, la OMS y UNICEF, en una reunión conjunta sobre alimentación infantil, establecen la necesidad de apoyar y promover la lactancia materna y las prácticas adecuadas de destete, y de fortalecer la educación, la formación y la información relacionada con este tema. Asimismo, recomiendan promover unas prácticas apropiadas de publicidad y comercialización de sucedáneos de la leche materna. Como resultado de esta recomendación conjunta, la totalidad de los participantes en la 34ª Asamblea Mundial de la Salud, con la excepción de EEUU, adoptó en 1981 el "Código Internacional de Comercialización de Sucedáneos de la Leche Materna" de la OMS[11] (recogido en la legislación europea en 1991[12] y en España mediante Real Decreto en 1992[13] y 1998 [14]). Esta asamblea reconoce también que el código debería ser clarificado y revisado posteriormente, para lo cual prevé un mecanismo de modificación y complementación del mismo mediante nuevas resoluciones, tomadas desde entonces con una frecuencia bianual.

- En 1989 OMS/UNICEF realizan la Declaración conjunta sobre *"Protección, promoción y apoyo de la lactancia materna. La función especial de los servicios de maternidad"*[15]. El documento resumía en diez pasos las actuaciones que debían llevar adelante las maternidades para conseguir el éxito de la lactancia, describiendo como implementar cada paso y porqué eran necesarios, instando a que todos los sectores de la sociedad, especialmente los padres, tengan acceso a educación sobre lactancia materna y reciban apoyo para ponerla en práctica.

- En 1991, UNICEF y la OMS lanzaron una campaña global llamada *Iniciativa de Hospitales Amigos de los Niños* (IHAN) [16]. Esta campaña estimulaba a los profesionales de la salud a promover, proteger y apoyar la lactancia materna como método óptimo de nutrición del lactante y facilitar a la familia la información necesaria acerca de la alimentación del niño. La IHAN en el mundo ha sido un éxito enorme, pues en más de 20.000 hospitales en el mundo, repartidos en 156 países, se cumplen los 10 pasos para una feliz lactancia materna. En España, han sido galardonados como Hospitales Amigos de los Niños los hospitales: General Universitario de elche, Hellín (Albacete), La Merced (Sevilla), Universitario Príncipe de Asturias (Madrid), de Montilla (Córdoba), entre otros[17].

Tras la última revisión de la iniciativa por parte de la OMS y UNICEF, los criterios que ha de cumplir un hospital para ser acreditado como IHAN incluyen el cumplimiento de los 10 pasos de la iniciativa, el código de Comercialización de Sucedáneos y las tres nuevas condiciones añadidas desde 2007. (ANEXO II).

Las Iniciativas Internacionales de Promoción de la Lactancia Materna también centran su atención en otros factores que suponen frenos importantes a la misma, como el entorno laboral o las prácticas hospitalarias asociadas al proceso de embarazo, parto y crianza.

3.2 <u>EPIDEMIOLOGIA DE LA LACTANCIA MATERNA. PREVALENCIA Y TENDENCIAS DE LA LACTANCIA MATERNA EN EL MUNDO Y EN ESPAÑA.</u>

La OMS y UNICEF aconsejan la lactancia materna exclusiva durante los primeros 6 meses de vida y hasta los 2 años o más, complementada con otros alimentos nutritivos, con el fin de ofrecer a los lactantes un crecimiento, desarrollo y salud óptimos[18]. Sin embargo, actualmente la prevalencia y duración de la lactancia materna en todos los países europeos está muy por debajo de lo recomendado por la OMS, y los resultados de estudios recientes revelan una situación poco alentadora: los países europeos no cumplen las políticas y recomendaciones de la Estrategia Global para la Nutrición del Lactante y Niño Pequeño que suscribieron durante la 55.ª Asamblea Mundial de la Salud en 2002, no se cumplen las metas de la Declaración de Innocenti, la formación de los profesionales sanitarios es inadecuada e incompleta, la iniciativa Hospitales Amigos de los Niños está poco implantada y la incidencia y prevalencia de lactancia materna es muy baja a los 6 meses en todos los países[19].

La OMS y UNICEF recomiendan la recogida periódica de datos sobre lactancia que permita conocer la incidencia, duración y evolución de la misma, así como la efectividad de las diversas iniciativas de promoción y apoyo, para evaluar los esfuerzos que se realizan y dirigir las campañas y los programas en la dirección correcta, sin malgastar un solo esfuerzo o recurso.

<u>A NIVEL MUNDIAL</u>: la situación de la lactancia materna en el mundo, en un estudio realizado por Díaz Tabares y colaboradores en San Cristóbal Pinar del Río (Cuba), en el año 2001, sólo el 37,6 % de los niños llegaban al cuarto mes de vida con lactancia materna y prácticamente ninguno a los seis meses[20]. En la Encuesta Nacional emitida por el Instituto Mexicano del Seguro Social (IMSS) en el año 2003[21] se obtiene una prevalencia de lactancia materna exclusiva al cuarto mes de 30.5%. En Costa Rica, según UNICEF, el porcentaje de niños menores de 6 meses que fueron alimentados con leche materna exclusiva de 1995 al 2005 fue del 35%, y solo un 12% continuaron recibiendo lecha materna hasta los 23 meses de edad[22]. Foster y colaboradores publican en el 2006 un estudio de Australia y refieren que solo el 47% de las mujeres logran una lactancia materna, ya sea exclusiva o parcial, al sexto mes de vida[23]. En estudios realizados en América Latina y el Caribe, solo el 35 y el 60 % respectivamente de los niños, siguen siendo amamantados hasta los 6 meses de edad[24].

Datos recientes sugieren que ha habido mejoras en esta situación. Entre 1996-2006 el porcentaje de lactancia exclusiva durante los primeros 6 meses aumentó significativamente, especialmente en Europa (de 10 a 19%)[24].

EN ESPAÑA: La situación es semejante al resto de países. Según la Encuesta Nacional de Salud de 2006 del Instituto Nacional de Estadística (INE), el 68,4% de los recién nacidos reciben lactancia materna exclusiva al mes de vida, el 52,4% continúan con éste tipo de alimentación a los 3 meses y solo un 24,7% a los seis meses, cifras muy inferiores a las recomendadas por OMS / UNICEF[25]. En la Encuesta Nacional de Salud de 2011-2012, el 63.05% de los recién nacidos reciben lactancia materna exclusiva al mes de vida, el 51.1% hasta los 3 meses, y el 25.9% hasta los 6 meses[26]. La tasa de lactancia materna en el sector de salud del Hospital Son Llàtzer (Palma de Mallorca) en el momento del parto es del 81,2%, y al alta del 76%. Va descendiendo progresivamente y a los 15 días de vida es del 73,6%, al mes del 72,5%, a los 3 meses del 56,9%, y a los 6 meses del 37,8%[27]. En el norte de España, las cifras de lactancia materna en el momento del alta son del 79,7%, pero cae drásticamente a los 3 meses y es casi nula al sexto mes, 3.9%. El abandono es máximo durante el primer mes de vida: diariamente el 1% de los recién nacidos del norte de España abandonan la lactancia materna[28]. El estudio que más se ajusta a las recomendaciones de la OMS y que ofrece una mayor fiabilidad es "*Prevalencia de la lactancia materna en Andalucía*"[14], del que se extrae que el 82% de los recién nacidos reciben lactancia materna completa al nacer. Esta cifra cae al 63% en el primer mes, al tercer mes es del 40,5%, lo que supone la mitad de los que iniciaron la lactancia. Durante los tres primeros meses de vida, uno de cada dos niños que comenzaron siendo amamantados, dejó de recibir el pecho como la fuente predominante de alimentación o bien fue destetado por completo. A partir de los 4 meses, se produce un segundo descenso abrupto en la prevalencia de la lactancia materna completa, pasando del 26,5% en el cuarto mes al 12,3% en el quinto.

Una vez expuesta la prevalencia de la lactancia materna, con la que tenemos una visión global de la situación de la lactancia materna, el siguiente paso es conocer qué factores son los que interfieren en el inicio y/o mantenimiento de ésta.

Existen numerosos factores por los que una mujer decide proporcionar o no lactancia materna a su hijo. Estos factores condicionantes son tan diversos y personales como cada mujer, pues cada una está influenciada por vivencias y percepciones personales que han ido adquiriendo a lo largo de su vida. Los estudios de prevalencia realizados hasta la fecha han puesto de manifiesto la importancia que tienen determinados factores en la explicación de las diferencias observadas en las pautas de alimentación de los recién nacidos, tales como la edad materna, el nivel de estudios, el apoyo familiar, la multiparidad, la educación maternal o las prácticas hospitalarias adecuadas entre otros[29]. En la tabla 2 se muestran algunos factores favorecedores y desfavorecedores a la lactancia materna.

FAVORECEDORES	DESFAVORECEDORES
Mayor edad materna	Madre adolescente
Nivel de estudios materno	Factor de riesgo psicosocial
Decisión materna y confianza	Trabajo materno
Apoyo familiar	Regalos de la industria
Multiparidad	Practicas hospitalarias erróneas
Educación maternal	Parto gemelar
Control del embarazo en el centro de salud	Embarazo no controlado por matrona
Ausencia de factores de riesgo social	Bajo peso al nacer
Vivencia favorable del embarazo	Cesárea
Hospital pequeño	Hospital grande
Practicas hospitalarias adecuadas	Enfermedad materna o neonatal
	Prematuridad

Tabla 2: Fuente: Hernández Aguilar[30]

3.3 BENEFICIOS DE LA LACTANCIA MATERNA

La lactancia materna implica indudables ventajas para el niño y la madre, tanto en aspectos inmunitarios como nutritivos o psicológicos. El hecho de amamantar no debe plantearse como una obligación, sino como una opción que permita a la madre decidir, después de valorar adecuadamente las ventajas y los inconvenientes que para ella puede suponer, huyendo en todo momento del sentimiento de culpa, en caso de que no se decante por la lactancia materna. A continuación, mencionamos algunos de los beneficios más importantes[31]:

3.3.1 Beneficios para la madre

- Favorece una relación muy especial con el bebé.
- Cada toma es un tiempo de tranquilidad y alegría con el recién nacido.
- Da confianza en la capacidad de cuidar al bebé, aleja la tristeza y la depresión después del parto.
- Amamantar favorece la producción de una hormona (oxitocina) que ayuda a la recuperación del tamaño normal del útero, la pérdida de sangre después del parto es menor y hay menor riesgo de anemia.
- El cuerpo de la madre se recupera mejor después de una larga lactancia.
- Disminuye el riesgo de tener osteoporosis (la remineralización ósea tras el parto es más rápida y eficaz), cáncer de mama y de ovario.

3.3.2 Beneficios para el recién nacido

- Mayor vínculo afectivo: Amamantar favorece la formación del vínculo afectivo que permite al niño desarrollar una personalidad segura e independiente. El bebé amamantado cuando succiona además de alimento, encuentra protección y, durante los procedimientos dolorosos, siente alivio y consuelo.

- La leche materna contiene la proporción adecuada de proteínas, grasas, hidratos de carbono, minerales y vitaminas que el bebé necesita durante los primeros meses de vida para conseguir un crecimiento adecuado. La composición de la leche materna varía según las necesidades del bebé. Debemos distinguir entre: precalostro, calostro, leche de transición y leche madura[31]. El precalostro es la leche que se forma durante la gestación cuya composición es plasma, inmunoglobulinas, lactoferrina, cloro, sodio, suero-albúmina y una ínfima cantidad de lactosa. El calostro es la leche de los primeros días. Su coloración es amarillenta por la presencia de beta-carotenos, y es un alimento rico en proteínas, minerales y vitaminas, contiene elementos que protegen al niño frente a infecciones y alergias, tiene efecto laxante, ayuda a expulsar el meconio y a prevenir la ictericia. Favorece el crecimiento, acelera la maduración del intestino y previene la intolerancia a los alimentos. Leche de Transición se forma hacia el 15º día postparto produciéndose un aumento brusco en el volumen de leche hasta llegar a 700 ml de consumo diario. Su composición ira de calostro a leche madura. Leche madura: A partir de los seis días de vida la leche materna va aumentando el contenido en hierro y en grasa según va mamando el bebé. Durante los primeros siete a diez minutos el pecho produce una leche baja en calorías, con proteínas, hidratos de carbono (lactosa), vitaminas, minerales, anticuerpos, vitamina D y agua en cantidad suficiente (por lo que el lactante no necesita tomar agua). Si el bebé sigue mamando del mismo pecho se produce una leche muy grasa, con alto contenido en calorías, rica en hierro y en vitaminas A y B. Con esta leche se logra que el desarrollo y el crecimiento del niño sean satisfactorios. La leche del final de la toma deja al bebé totalmente satisfecho.
- Fortalece sus defensas: La leche materna contiene anticuerpos y otros factores antiinfecciosos que protegen al lactante frente a diarreas, catarros, bronquitis, neumonía, etc. Los distintos componentes de la leche materna prolongan sus ventajas más allá del tiempo que dura el amamantamiento, teniendo los niños menos riesgos de padecer alergias, obesidad, diabetes, hipertensión, y otro tipo de enfermedades crónicas que se pueden presentar en la edad adulta.
- Contiene todos los elementos necesarios para el desarrollo correcto del cerebro y del sistema nervioso. La lactancia materna se relaciona con menor riesgo de muerte súbita infantil.
- Se forman mejor los huesos del paladar, las mandíbulas y los dientes. Ofrece protección frente a osteoporosis y enfermedades degenerativas vasculares.

3.3.3 Beneficios para la familia y la sociedad

- La leche materna es un alimento ecológico que no necesita fabricarse, envasarse ni transportarse, evitándose así la contaminación del medio ambiente.
- Supone un gran ahorro económico en la familia en el primer año de vida.
- Nadie tiene que levantarse por la noche a preparar biberones. Se puede dar de mamar en cualquier lugar, disponiendo de más tiempo para estar con la familia y amigos.
- Los niños alimentados al pecho tienen menos ingresos hospitalarios.
- La lactancia materna es beneficiosa emocional y nutricionalmente para toda la familia, por lo tanto, es fuente de salud.

3.4 IMPORTANCIA DE LA PROMOCIÓN EN LACTANCIA MATERNA. EFECTIVIDAD DE LA PROMOCIÓN POSTNATAL.

La promoción de la lactancia materna es una de las estrategias prioritarias para el fomento y la protección de la salud en todo el mundo, y es una estrategia básica para el control de la morbilidad y mortalidad infantil. Así lo han reconocido la OMS, UNICEF y diversas organizaciones científicas. Este esfuerzo por promover la práctica de la lactancia materna e intentar que se prolongue el máximo tiempo posible, genera un impacto positivo en la salud y bienestar de la población infantil, de manera directa, y en la familia y la población en general, de manera indirecta. Diferentes estudios ponen de manifiesto que las intervenciones educativas sobre lactancia materna son efectivas[32-33], ya que aumentan el nivel de conocimientos de las madres y con ello el tiempo de lactancia materna. También mencionan la importancia de contar con el apoyo de la pareja y la familia, así como disponer de unos profesionales sanitarios implicados.

En un estudio realizado en Cambridge[34], para averiguar qué información, orientación y apoyo desean las mujeres en torno a la lactancia y las dificultades que encuentran las madres durante las primeras semanas, se identificaron cinco componentes del tipo de apoyo que deseaban las mujeres: información acerca de la lactancia materna, orientación eficaz y ayuda práctica con la posición del bebé para amamantar, sugerencias, reconocimiento de las experiencias y los sentimientos de las madres, apoyo y aliento.

Y es que, una vez iniciada la lactancia materna, la continuidad de ésta depende muchas veces de las dificultades que surgen en los primeros días del puerperio, como: irritabilidad del bebé, dolor por grietas en los pezones, depresión postparto, estrés ante la nueva responsabilidad, ideas negativas del entorno más cercano respecto de la lactancia natural, la propia inexperiencia de la madre, etc. Y es aquí precisamente donde se debería actuar, asesorando y apoyando a estas madres, consiguiendo así el mantenimiento en el tiempo de la lactancia materna, ya que, recordemos, es en el primer mes de vida donde más desciende la tasa de lactancia materna.

En el abordaje de muchas de estas dificultades, los profesionales sanitarios se encuentran en una situación privilegiada para influir de forma positiva con su actuación. Es por ello que, estos profesionales deben ser conscientes de la necesidad de mantener actualizada la formación sobre lactancia materna y participar activamente en el apoyo y promoción de la misma.

En España, existen determinadas áreas de salud y asociaciones donde las mujeres pueden acudir durante el posparto para tratar diferentes temas o inquietudes que le pueden surgir, pero desafortunadamente, esto no ocurre de forma homogénea en todo el territorio español ni en todas las zonas básicas de salud, y en las que se realiza no hay datos publicados. Para que sea efectivo, debe existir unificación de criterios entre atención primaria y hospitalaria y entre los profesionales involucrados en el tema.

4. PROPUESTA DE INTERVENCIÓN ENFERMERA EN LA LACTANCIA MATERNA

La preparación para el nacimiento es una realidad que, hoy en día, se desarrolla de forma diferente según las tradiciones familiares, de cada institución y de los profesionales de la salud. Sin embargo, existe una demanda explícita de adecuar los programas y los recursos a la realidad actual y a las necesidades emergentes, así como de garantizar la formación en todos los ámbitos de los cuales se derivan necesidades, es decir, desde las dimensiones emocional, cognitiva, física y social. Para garantizar un proceso sano y satisfactorio en todos los momentos de la gestación, nacimiento y crianza del recién nacido, es necesario dotar a la madre y a su pareja de conocimientos, estrategias y habilidades que les preparen para afrontar los cambios físicos, emocionales y de estilo de vida.

4.1 OBJETIVOS

OBJETIVO GENERAL
Evaluar la eficacia de una intervención educativa postnatal sobre lactancia materna, elevando el nivel de conocimientos sobre la lactancia materna, sus beneficios, sus complicaciones más frecuentes y cómo solucionarlas, en las puérperas pertenecientes al centro de salud El Molino de la Vega, de Huelva.

OBJETIVOS ESPCIFICOS
- Estimar la prevalencia de lactancia materna exclusiva al alta hospitalaria.

- Desarrollar las intervenciones educativas previstas durante el puerperio tardío.

- Que las madres reciban conocimientos indispensables para realizar el proceso de lactar con seguridad y confianza, adquieran habilidades y destrezas que le faciliten el amamantamiento precoz y prolongado, desarrollen una interacción permanente para el establecimiento del vínculo afectivo con su hijo/a.

- Crear un ambiente distendido que permia la comunicación entre las participantes.

4.2 METODOLOGÍA

Se realizará una intervención educativa dirigida a las puérperas pertenecientes a la zona básica de salud Molino de la Vega, de Huelva. Para ello, se llevará a cabo la técnica de grupo focal, dividiendo a las participantes en grupos de 10. Las participantes acudirán a las sesiones con sus bebés y, en alguna ocasión, con su pareja. Los criterios de inclusión son: edades comprendidas entre los 18-40 años, con o sin hijos previos, y que hayan recibido el alta hospitalaria en el periodo máximo de un mes.

Las sesiones tendrán lugar en la sala de reuniones del centro de salud. Se realizarán con una frecuencia semanal, durante 1 hora, y en el periodo de 8 semanas, y donde emplearemos diferentes técnicas participativas para motivar a las participantes (medios audiovisuales, ejercicios prácticos y se aportará documentación).

- PRIMERA FASE

Para saber el estado en el que se encuentra la población, procederemos a la recopilación de información mediante dos encuestas: una con el fin de determinar variables sociodemográficas (encuesta I) y otra para evaluar el nivel de conocimientos acerca de la lactancia materna (encuesta II), con previo consentimiento informado.

- SEGUNDA FASE

Una vez realizadas y analizadas las encuestas, el siguiente paso será el desarrollo de las sesiones educativas. La primera de ellas consistirá en una primera toma de contacto, donde cada participante se presentará y presentará a su bebé, y resumirá en pocas palabras el motivo principal por el que asiste a la sesiones. El resto de las sesiones se destinarán al desarrollo de la temática, dejando los últimos 5 minutos de cada sesión para solucionar posibles dudas. A continuación se expone la secuencia de la temática a seguir.

Sesión I: Presentación.

Sesión II: Ventajas de la lactancia materna.

Sesión III: Posiciones y agarre del niño al pecho. Duración y frecuencia entre tomas.

Ejercicio: evaluación de una mamada.

Sesión IV: Extracción manual, almacenamiento y conservación de la leche materna.

Ejercicio: técnica de extracción manual.

Sesión V: Complicaciones más frecuentes. Cómo solucionarlas.

Ejercicio: examen e higiene de los pechos.

Sesión VI: Implicación de la pareja y la familia.
Sesión VII: Relactación.
Sesión VIII: Evaluación de la intervención, mediante la encuesta II. Despedida.

- TERCERA FASE

La tercera fase consiste en la evaluación de los conocimientos aprendidos. Consiste en un proceso analítico para registrar, recopilar, medir y procesar una serie de información que revela el desarrollo de la intervención y que asegura la retroalimentación, para la mejor ejecución de la misma. Para ello, se volverá a realizar la encuesta II en la última sesión.
Una vez finalizada la intervención, se realizará una llamada a cada madre para preguntar si siguen lactando, a los 3 y a los 6 meses.

• **ENCUESTA I**		
• (MARQUE CON UNA X, UNA ÚNICA OPCIÓN)		
• Edad	• Menos de 20	•
	• Entre 20 y 35	•
	• Más de 35	•
• Nivel de escolaridad	• E.S.O	•
	• Preuniversitario (bachiller, ciclos formativos de formación profesional)	•
	• Universitario	•
• Situación laboral	• Ama de casa	•
	• Trabajo a tiempo parcial	•
	• Trabajo a tiempo completo	•
• Número de hijos	• Primípara	•
	• Multípara	•
• En caso de tener hijos previos, ¿le proporcionó lactancia materna?	• Si	•
	• No	•
• En caso afirmativo, ¿durante cuánto tiempo?	• Un mes	•
	• De 1- 3 meses	•
	• De 3- 6 meses	•
	• Más de 6 meses	•
• ¿Cuál fue la causa de abandono de la lactancia materna?	•	

ENCUESTA II		
(MARQUE CON UNA X, UNA ÚNICA OPCIÓN)		
1. Di 5 ventajas de la lactancia materna	• •	
2. Cada cuanto tiempo ha de darle el pecho a su hijo/a.	• Cada 3 horas	•
	• A libre demanda	•
	• Cada 4 horas	•
3. Si usted trabaja fuera de casa, debe conservar la leche materna de la siguiente manera:	• 48- 72 horas en el frigorífico a 4ºC	•
	• 24 horas a temperatura ambiente	•
	• No se puede congelar	•
4. Para darle de mamar al niño cómodamente, debe adquirir las siguientes posiciones:	• Balón de fútbol	•
	• Sentada clásica	•
	• Mixta	•
5. Para que tenga abundante leche y el bebé quede satisfecho, debe hacer lo siguiente:	• Tener una dieta equilibrada y beber abundantes líquidos	•
	• Dar de mamar al bebé cada vez que sea necesario	•
	• Seguir una dieta rica en lácteos	•
6. La forma correcta de extraer la leche de los pechos es:	• Darse masajes de forma circular en sentido de las agujas del reloj y con los dedos índice y pulgar en forma de C, realizar la extracción	•
	• Realizar la extracción con los dedos en forma de pinza.	•
	• Dar calor en los pechos durante 5 minutos y realizar la extracción con los dedos en forma de pinza.	•
7. Para prevenir la mastitis o una obstrucción, usted debe:	• Usar sujetadores ajustados	•
	• Vaciar por completo el pecho, dando tomas frecuentes.	•
	• Aliviar los pechos aplicando frio	•
8. Para aumentar la producción de leche, usted debe:	• Tomar de 2 a 3 porciones de lácteos al día.	•
	• Dar de mamar con frecuencia y sin prisas, favoreciendo una	•

		buena succión.	
	•	El consumo de leche favorece la producción de leche materna.	•
•	9. para mantener la higiene de sus pechos:	• Lavarlos diariamente con agua, no usar jabón, y secarlos muy bien.	•
		• Aplicar jabón pH neutro después de cada toma.	•
		• Retirar cualquier resto de leche secretada en los pezones porque favorece la aparición de grietas.	•

5. DISCUSIÓN

Actualmente disponemos de suficiente evidencia que demuestra que la lactancia materna es beneficiosa tanto para los recién nacidos como para las madres y para la sociedad. La leche materna no solo contiene todos los nutrientes necesarios en los primeros meses de vida sino que protege frente a enfermedades tanto durante la lactancia como en el futuro. Sus ventajas alcanzan la esfera de lo emocional, afectivo, sexual e intelectual. Sin embargo, las bajas tasas de lactancia materna que tenemos constituyen un problema de salud pública actualmente. La problemática de que no se lacte, al menos hasta el sexto mes de vida, afecta hoy a miles de niños en todo el mundo.

La lactancia materna se ve influenciada por el medio familiar, social y la información que el personal de la salud trasmite a las mujeres, principalmente durante el embarazo. En esta etapa, las mujeres son muy receptivas a todo aquello que sea mejor para su hijo, siendo este el momento ideal para proporcionarles toda la información necesaria que le permita tomar una decisión sobre el tipo de lactancia que realizará. Para ello, las madres y los padres deben tener acceso a información objetiva, coherente y completa acerca de las prácticas apropiadas de alimentación, libre de toda influencia comercial. Las madres deben tener acceso a un apoyo especializado que les ayude a iniciar y mantener prácticas apropiadas de alimentación, así como a prevenir dificultades y a superarlas cuando se presenten.

Los profesionales de la salud encargados del cuidado y bienestar del conjunto madre- hijo (como pediatras, matronas y enfermeras) deben estar dotados de las habilidades requeridas para apoyar y proteger la lactancia materna. Deben de estar cualificados para proporcionar el apoyo, asesoramiento y la información correcta, alejándose de apreciaciones subjetivas y de convenios comerciales.

Las enfermería representa, por la continuidad de atención, el punto de encuentro entre la familia, el bebé y el servicio y cuenta con todas las habilidades y conocimientos necesarios para hacer buen uso de la lactancia materna. Además, cuenta con planes de cuidados estandarizados que guían a los profesionales, unificando criterios, evitando errores, y que facilitaran la incorporación de la lactancia dentro del ámbito de la salud materno- infantil.

Con la propuesta de intervención enfermera en lactancia materna, pretendo:
- Promocionar la lactancia materna como vehículo de salud.
- Elevar la prevalencia de lactancia materna en nuestro medio.

- Fomentar la implicación de la familia, las instituciones y los profesionales, así como la potenciación de los grupos de apoyo y el asociacionismo.
- Unificar criterios sobre lactancia materna entre los profesionales implicados.

Poder descubrir otras estrategias que se puedan implantar.

6. BIBLIOGRAFIA

1. Rosabal Suárez Laritza, Piedra Cosme Belkis. Intervención de enfermería para la capacitación sobre lactancia materna. Rev Cubana Enfermer [revista en la Internet]. 2004 Abr [citado 2013 Mayo 30]; 20(1): 1-1. Disponible en: http://scielo.sld.cu/scielo.php?script=sci_arttext&pid=S0864-03192004000100002&lng=es.

2. Comité de Lactancia Materna de la Asociación Española de Pediatría. Lactancia Materna: guía para profesionales nº 5. Madrid: Ergon; 2004.

3. Ministerio de Sanidad, Política Social e Igualdad. IHAN. Calidad en la asistencia profesional al nacimiento y la lactancia. Informes, estudios e investigación; 2011. Disponible en: http://msssi.gob.es/organizacion/sns/planCalidadSNS/pdf/equidad/IHAN.pdf

4. Organización Mundial de La Salud. Modalidades de la lactancia natural en la actualidad: informe sobre el estudio en colaboración de la OMS acerca de la lactancia natural. Ginebra: OMS; 1981.

5. Organización Mundial de la Salud. Cantidad y calidad de la leche materna: Informe sobre el estudio en colaboración de la OMS acerca de lactancia natural. Ginebra: OMS; 1985.

6. Belintxon Martín M, Zaragüeta MC, Adrián MC, López Dicastillo O. El comienzo de la lactancia: experiencias de madres primerizas. Anales Sis San Navarra [revista en la Internet]. 2011 Dic [citado 2013 Abr 16]; 34(3): 409-418. Disponible en: http://scielo.isciii.es/scielo.php?script=sci_arttext&pid=S1137-66272011000300007&lng=es.

7. http://www.rtve.es/alacarta/videos/telediario/lactancia-materna-puede-salvar-95-bebes-cada-hora/1693694/

8. B.Cardalda. E., Martinez.J., Alcalá. A. Takavera. J., Hernandez. S., Dávila. M., gomila.R. Factores facilitadores y dificultades para un lactancia exitosa en diferentes grupos ocupacionales de madres puertorriqueñas. Revista Puertorriqueña de Psicología. 2012; Vol, 23. Disponible en: http://dialnet.unirioja.es/servlet/articulo?codigo=4000239

9. Díaz-Argüeles Ramírez-corría. V. Lactancia materna: evaluación nutricional en el recién nacido. Revista cubana Pediatría 2005; 77(2). Disponible en: http://bvs.sld.cu/revistas/ped/vol77_2_05/ped05205.htm

10. Barriuso L., Miguel M. de, Sánchez M. Lactancia materna: factor de salud. Recuerdo histórico. Anales Sis San Navarra [revista en la Internet]. 2007 Dic [citado 2013 Abr 18]; 30(3): 383-391. Disponible en: http://scielo.isciii.es/scielo.php?script=sci_arttext&pid=S1137-66272007000500007&lng=es.

11. Conserjería de Salud de la Junta de Andalucía. La Lactancia Materna en Andalucía: Resultados del Estudio de prevalencia de la lactancia materna en Andalucía y los factores asociados a su duración en el primer año de vida. Conserjería de salud. Sevilla; 2005.

12. Directiva 91/321/CEE. Comunidad Europea 14 de Mayo 1991.

13. Real Decreto 1408/92. BOE de 13/01/93.

14. Real Decreto 72/1998 de 23 de Enero.

15. Organización Mundial de la Salud. Protección, promoción y apoyo de la lactancia natural: la función especial de los servicios de maternidad. Declaración conjunta OMS/UNICEF. Ginebra; 1989. Disponible en: http://www.ihan.es/publicaciones/folletos/Presentaci%C3%B3n_libro.pdf

16. UNICEF/OMS. Iniciativa Hospital Amigo del Niño, revisada, actualizada y ampliada para la atención integral, Sección 1. Antecedentes e implementación, 2009. Disponible en: http://www.who.int/nutrition/publications/infantfeeding/bfhi_trainingcourse_s1_es.pdf

17. http://www.ihan.es/index22.asp

18. http://www.who.int/mediacentre/news/statements/2011/breastfeeding_20110115/es/

19. Hernández Aguilar, MT; Maldonado, J Aguayo. La lactancia materna. Cómo promover y apoyar la lactancia materna en la práctica pediátrica. Recomendaciones del Comité de Lactancia de la AEP. Anales de Pediatría. Barcelona; 2005; 63:340-56. - vol.63 núm. 04 Disponible en. http://www.elsevier.es/es/revistas/anales-pediatria-37/la-lactancia-materna-como-promover-apoyar-lactancia-13079817-asociacion-espa%C3%B1ola-pediatria-2005?bd=1

20. Díaz Tabares. O, Soler Quintana. ML, Ramos Rodríguez, AO González Masón L. Aspectos epidemiológicos relacionados con el tipo de lactancia durante el primer año de vida. Rev Cub Med Gen Integr [Internet]. 2001 [citado 24 Mayo 2013]; 17(4). Disponible en: http://bvs.sld.cu/revistas/mgi/vol17_4_01/mgi05401.htm

21. Encuesta Nacional de Coberturas PREVENIMSS. México: Instituto Mexicano del Seguro Social; 2003.

22. Broche Candó R Caridad, Sánchez Sarría OL, Rodríguez Rodríguez D, Pérez Ulloa LE. Factores socioculturales y psicológicos vinculados a la lactancia materna exclusiva. Rev Cubana Med Gen Integr [revista en la Internet]. 2011 Jun [citado 2013 Abr 21]; 27(2): 254-260. Disponible en:
http://scielo.sld.cu/scielo.php?script=sci_arttext&pid=S0864-21252011000200013&lng=es.

23. Forster DA, McLachlan HL, Lumley J. Factors associated with breastfeeding at six months postpartum in a group of Australian women. Int Breastfeed J [Internet]. 2006; 1. Disponible en:
http://www.ncbi.nlm.nih.gov/pmc/articles/PMC1635041/

24. Organización Mundial de la Salud (OMS). Alimentación del lactante y niño. Capítulo modelo para libros de textos para los estudiantes de medicina y profesionales de la salud, 2009.

25. Instituto Nacional de Estadística. Encuesta Nacional de Salud de España. 2006 (acceso 13/04/2009).Disponible en:
http://www.msc.es/estadEstudios/estadisticas/encuestaNacional/encu estaNac2006/estilosVidaPo rcentaje.pdf.

26. Instituto Nacional de Estadística. Encuesta de Salud de España. 2011-2012

27. J.M. Moll Pons, J.M. Prieto Valle, A. Sánchez Martínez, M.P. López León, J.M. Arana Galán, G. Frontera Juan. Prevalencia de la lactancia materna en el sector de salud del Hospital «Son LLàtzer» de Palma de Mallorca. Acta Pediatr Esp. 2012; 70(5): 186-194

28. Morán Rodriguez. M, Naviero Rilo. JC, Blanco Fernández. E, Cabañeros Arias. I, rodríguez Fernandez. M, Peral Casado. A. Prevalencia y duración de la lactancia materna. Influencia sobre el peso y la morbilidad. Centro de Salud de San Andrés del Rabanedo. León. España. Nutr hosp. 209; 24(2):213-217.

29. Cardalda. BE, Martínez. VJ, Alcalá. A, Talavera. J, Hernández. S, Dávila. M, Gomila. R. Factores facilitadores y dificultades para una lactancia exitosa en diferentes grupos ocupacionales de madres puertorriqueñas Revista Puertorriqueña de Psicología, Vol. 23, Nº. 1, 2012 , págs. 91-108. Disponible en:
http://dialnet.unirioja.es/servlet/articulo?codigo=4000239

30. Hernández Aguilar MT. Epidemiología de la lactancia materna. Prevalencia y tendencias de la lactancia materna en el mundo y en España. En: Comité de Lactancia Materna de la Asociación Española de Pediatría. Lactancia Materna: guía para profesionales. Monografía Nº5 AEP. Madrid: Asociación Española de Pediatría, 2004: 31-43.

31.   MJ Lozano de la Torre. Beneficios de la lactancia materna. Departamento de Pediatría. Universidad de Cantabria. Comité de lactancia materna de la AEP. Santander. Cantabria. España. En el domicilio. JANO 10-16 FEBRERO 2006. Nº 1.594.

32.   Intervención comunitaria sobre lactancia materna exclusiva en gestantes del municipio Songo-La Maya de Santiago de Cuba. MEDISAN [revista en la Internet]. 2010 Nov [citado 2013 Mayo 17]; 14(8): 2017-2025. Disponible en: http://scielo.sld.cu/scielo.php?script=sci_arttext&pid=S1029-30192010000800011&lng=es.

33.   Estrada Rodríguez Janice, Amargós Ramírez Jaqueline, Reyes Domínguez Belkis, Guevara Basulto Ania. Intervención educativa sobre lactancia materna. AMC [revista en la Internet]. 2010 Abr [citado 2013 Mayo 17] ; 14(2)

34.   Gallardo Sánchez. R. Efectividad de intervenciones educacionales postnatales en la duración de la lactancia materna. Reduca (enfermería, fisioterapia y podología). Universidad Complutense de Madrid. Escuela universitaria de enfermería, fisioterapia y Podología. Serie matronas. 4(5):174-209; 2012.

Enlaces de interés:
http://www.huelvainformacion.es/article/huelva/899920/juan/ramon/jimenez/incorpora/apoyo/la/lactancia/materna/sus/trabajadoras.html

7. ANEXOS

ANEXO I

LISTADO DE ASOCIACIONES, FEDERACIONES Y GRUPOS DE APOYO A LA LACTANCIA MATERNA EN ESPAÑA

- FEDALMA (www.fedalma.org): Web de la Federación Española de Asociaciones pro-Lactancia Materna. Reúne a más de 30 asociaciones y grupos de apoyo en toda España que, entre sus finalidades, se dedican a desarrollar servicios de información y apoyo dirigidos a las mujeres que quieren amamantar a sus hijos.
- ALBA LACTANCIA MATERNA (www.albalactanciamaterna.info): Asociación para proporcionar información y apoyo a aquellas mujeres que desean amamantar a sus hijas e hijos. Presente en Cataluña.
- AMAMANTAR ASTURIAS (www.amamantarasturias.org): Asociación de mujeres de apoyo a la lactancia materna, presente en Asturias.
- COLECTIVO LA LECHE (www.colectivolaleche.org): Grupo de apoyo a la lactancia materna, presente en Sevilla.
- LA BUENA LECHE (www.mujerdecantabria.com/labuenaleche/carta/index.php): Asociación de apoyo a la lactancia materna, presente en Cantabria.
- LA LIGA DE LA LECHE (www.laligadelaleche.es): Información, apoyo y estímulo, principalmente a través de ayuda personal, a todas las madres que quieran amamantar a sus hijos. Está presente en varias comunidades autónomas y dispone de un grupo virtual.
- LACTAMOR (www.lactamor.org): Asociación de apoyo a la lactancia materna, presente en la zona occidental de Asturias.
- LACTANDO (www.lactando.org): Grupo de apoyo a la lactancia materna presente en Puente Tocinos (Murcia).
- MAMILACTANCIA (www.mamilactancia.com): Grupo de apoyo a la lactancia materna, presente en Granada.
- MULTILACTA-LACTANCIA MATERNA (www.multilacta.org): Asociación de apoyo e información sobre lactancia materna. Primer grupo de España especializado en lactancias simultáneas de más de un bebé: gemelos y mellizos, trillizos o más múltiples y tándem (hermanos de edades diferentes). Presente en Madrid.
- VIA LÁCTEA (www.vialactea.org): Asociación de madres y profesionales de diferentes ámbitos, especialmente del sanitario, para la promoción, protección y apoyo a la lactancia materna. Presente en Aragón.
- HUELVALACTA: grupo de apoyo a la lactancia.
  http://huelvalactaycrece.blogspot.com.es/p/huelva-lacta.html

ANEXO II

REQUISITOS ACTUALES PARA QUE UN HOSPITAL CONSIGA LA ACREDITACIÓN IHAN

A) Los diez pasos clásicos de la IHAN:

1- Disponer de una normativa escrita de lactancia que sistemática-mente se ponga en conocimiento de todo el personal.

2- Capacitar a todo el personal del Centro para que pueda poner en práctica la normativa.

3- Informar a todas las embarazadas de los beneficios de la lactancia y ofrecer formación sobre los aspectos más relevantes del manejo de la lactancia en los primeros días tras el parto.

4- Ayudar a las madres a iniciar la lactancia tras el parto. Este Paso implica: Colocar a los bebés en contacto piel con piel con sus madres inmediatamente después del parto, por lo menos durante una hora, y ayudar a las madres a reconocer cuándo sus bebés están listos para amamantar, ofreciendo ayuda en caso necesario.

5- Mostrar a las madres cómo amamantar y cómo mantener la lactancia incluso si tienen que separarse de sus hijos.

6- No dar a los recién nacidos otro alimento o bebida que no sea leche materna, a no ser que esté médicamente indicado.

7- Practicar el alojamiento conjunto madre-hijo las 24 horas del día.

8- Alentar a las madres a amamantar a demanda.

9- No dar a los niños alimentados al pecho biberones, tetinas o chupetes durante la estancia en la Maternidad.

10- Fomentar el establecimiento de grupos de apoyo a la lactancia natural y procurar que las madres se pongan en contacto con ellos a su salida del hospital. Este Paso supone ofertar a la madre todos los recursos de apoyo a la lactancia que existan en su área.

B) Cumplir el Código de Comercialización de Sucedáneos de Leche Materna: Y las resoluciones posteriores de la Asamblea Mundial de la Salud (AMS) relacionadas con el mismo.

C) Las nuevas condiciones:

1- Tener al menos un 75% de lactancia materna exclusiva en el momento del alta hospitalaria.

2- Ofrecer información y apoyo a las madres que no amamantan para promover también en ellas el desarrollo del vínculo con su hijo, y para enseñarles cómo preparar y administrar los biberones de leche artificial de manera segura.

3- Atención amigable con la madre: ofrecer asistencia en los partos normales respetando las necesidades de la madre y el recién nacido, y el establecimiento de las relaciones de vínculo y apego.